Heinz-Peter Ebermann

Polypharmazie am Lebensende

Heinz-Peter Ebermann

Polypharmazie am Lebensende

Sinnlose Medikamente in der Terminalphase

Reihe Humanwissenschaften

Impressum / Imprint

Bibliografische Information der Deutschen Nationalbibliothek: Die Deutsche Nationalbibliothek verzeichnet diese Publikation in der Deutschen Nationalbibliografie; detaillierte bibliografische Daten sind im Internet über http://dnb.d-nb.de abrufbar.

Bibliographic information published by the Deutsche Nationalbibliothek: The Deutsche Nationalbibliothek lists this publication in the Deutsche Nationalbibliografie; detailed bibliographic data are available in the Internet at http://dnb.d-nb.de.

Coverbild / Cover image: www.ingimage.com

Verlag / Publisher:
AV Akademikerverlag
ist ein Imprint der / is a trademark of
OmniScriptum GmbH & Co. KG
Heinrich-Böcking-Str. 6-8, 66121 Saarbrücken, Deutschland / Germany
Email: info@akademikerverlag.de

Herstellung: siehe letzte Seite /
Printed at: see last page
ISBN: 978-3-639-49544-7

Ärzte gießen Medikamente, über die sie wenig wissen,
gegen Krankheiten, über die sie noch weniger wissen,
in Patienten, über die sie gar nichts wissen.

Voltaire

Inhaltsverzeichnis

1. Einleitung

1.1. Problemhintergrund und Fragestellung

Palliativpatientinnen und -patienten werden zur weiteren Betreuung zuhause oder im Hospiz aus dem Krankenhaus entlassen. Die im Arztbrief enthaltene Therapieempfehlung umfaßt immer wieder auch Medikamente, die nicht der Schmerztherapie und Symptomkontrolle dienen, sondern in ihrer Gesamtheit eine Belastung für die Betroffen darstellen und von fragwürdigem Nutzen sind.

Wie die eigenen Beobachtungen zeigen werden, handelt es sich hierbei um eine Vielzahl an Arzneimitteln, die in fünf Substanzgruppen einzuteilen sind:

Substanzgruppe 1:	Antikoagulantien
Substanzgruppe 2:	Protonenpumpenhemmer
Substanzgruppe 3:	Lipidsenker
Substanzgruppe 4:	Psychopharmaka
Substanzgruppe 5:	sonstige Medikamente

Diese Einteilung basiert auf der nahezu täglichen Begegnung mit Betroffenen, die ein oder mehrere Präparate aus den genannten Substanzgruppen verordnet bekommen haben, ohne daß erkennbar wäre, welche Indikation bzw. Motivation die Verschreibenden dazu bewegt haben mag. Überlegungen zur Motivation werden im Kapitel „medical futility" dargestellt.

Durch meine Tätigkeit im mobilen Palliativteam und im Hospiz in Tulln erlebe ich nahezu täglich, daß Patientinnen und Patienten nur mit größter Mühe „ihre" Medikamente einnehmen, nicht selten zwingen sie sich regelrecht dazu. Dabei leiden die meisten von ihnen ohnehin schon unter Appetitlosigkeit, oftmals auch unter Übelkeit und Erbrechen und damit unter Symptomen, die durch die Vielzahl der einzunehmenden Arzneimittel noch verstärkt werden können. Die Kranken äußern bisweilen selbst den Wunsch, weniger „Pulver" nehmen zu müssen. Allein der Anblick einer „handvoll" Medikamente kann Übelkeit und Widerwillen auslösen.

Die Therapieempfehlungen des ärztlichen Entlassungsbriefes und die hausärztliche Verordnung sind zumeist deckungsgleich. Sehr selten erfolgt eine Reduktion der Medikamente, eher noch werden Überlegungen angestellt, in welcher anderen Darreichungsform (z.B. löslich) ein Arzneimittel zugeführt werden könnte, wenn die Patientin oder der Patient Probleme beim Schluckakt entwickelt.

Das Ausmaß an Medikamenten zu reduzieren ist nicht immer leicht. Es wären Argumentations- und Entscheidungshilfen für die Praxis wünschenswert.

Bei der Betrachtung von Polypharmazie am Lebensende ist eine Besinnung auf die Ziele und Aufgaben von Palliativmedizin und Palliative Care unerläßlich.

1.2. Methodik

In diesem Buch sollen einerseits eigene Beobachtungen und Erfahrungen aus der täglichen Praxis im stationären und mobilen Bereich, andererseits

Hinweise aus einer Literaturrecherche einfließen. Es wird die Medikation bei schwerstkranken Menschen am Lebensende **retrospektiv** betrachtet, das heißt nach ihrem Tod dient der letzte Lebensmonat als Grundlage der Analyse, und zwar in drei palliativen Einrichtungen:

> Hospiz Tulln: 30 Fallbeispiele aus dem Zeitraum 9.2.2010 bis 12.10.2010

> Helga Treichl Hospiz Salzburg: 15 Fallbeispiele aus dem Zeitraum 3.10.2008 bis 7.11.2010

> Mobiles Palliativteam Tulln: 50 Fallbeispiele aus dem Zeitraum 1.1.2009 bis 6.10.2010

Dargestellt werden die am häufigsten verordneten Medikamente bzw. Medikamentengruppen, die nicht zur Schmerztherapie oder Symptomkontrolle eingesetzt werden. Es handelt sich somit um eine kritische Betrachtung von Substanzen mit fragwürdigem Nutzen für die Lebensqualität der Patientinnen und Patienten.

Dazu dienen insgesamt 95 Dokumentationen aus allen drei genannten Einrichtungen sowie Literaturangaben zu den Fragen nach den Ursachen und Risiken von Polypharmazie und nach dem Sinn gewisser Pharmaka am Lebensende. Gibt es eine „Standardtherapie" mit klarer Abgrenzung zu „sinnloser" Medikation?

In dem vorliegenden Buch bleibt der wirtschaftliche Aspekt, das heißt die Frage nach den Kosten einer Behandlung, unberücksichtigt. Grundlage und Ausgangspunkt der Betrachtungen sind die Definitionen der Begriffe „Palliative Care", „Polypharmazie", „Terminalphase" und „medical futility".

2. Palliative Care

Nach der Definition der WHO (Weltgesundheitsorganisation) ist

> „Palliative Care ein Ansatz zur Verbesserung der Lebensqualität von Patienten und ihren Angehörigen, die mit einer lebensbedrohlichen Erkrankung konfrontiert sind, und zwar durch Prävention und Linderung von Leiden, durch frühzeitiges Erkennen sowie durch exzellentes Einschätzen und Behandeln von Schmerzen und anderen physischen, psychosozialen und spirituellen Problemen" (STEFFEN-BÜRGI, 2007, 33).

Unter Palliativmedizin verstehen wir die

> „aktive, ganzheitliche Behandlung von Patienten mit einer progredienten, weit fortgeschrittenen Erkrankung und einer begrenzten Lebenserwartung zu der Zeit, in der die Erkrankung nicht mehr auf kurative Behandlung anspricht und die Beherrschung der Schmerzen, anderer Krankheitsbeschwerden, psycho-logischer, sozialer und spiritueller Probleme höchste Priorität besitzt" (Deutsche Gesellschaft für Palliativmedizin, zit. bei WATZKE, 2009, 113).

Diese Definitionen bilden die Grundlage unseres Handelns bei unheilbar kranken Menschen am Lebensende. Der Begriff „Lebensqualität" erscheint wie ein gemeinsamer Nenner: das Ziel der Palliativmedizin ist der

„Erhalt bestmöglicher Lebensqualität durch optimale Schmerztherapie und Symptomkontrolle" (PSCHYREMBEL, 2002, 1241).

NAGELE und FEICHTNER (2005) verweisen ebenfalls auf die positive Beeinflussung der Lebensqualität. Hierbei wird immer wieder auch auf die Angehörigen Bedacht genommen. RADBRUCH, NAUCK und AULBERT (2007, 2) sprechen direkt von einer Lebensqualität „für den Patienten und seine Angehörigen".

Noch einen Schritt weiter geht KLASCHIK (2003, 3), indem er Palliativmedizin als ein Gesamtkonzept formuliert, in welchem die Bedürfnisse „der Patienten, der Angehörigen und des Behandlungsteams" zu integrieren sind.

Die Schweizerische Akademie der Medizinischen Wissenschaften (SAMW) verweist darauf, daß Patienten in der letzten Lebensphase „ein Anrecht auf palliative Betreuung" haben. Diese soll „frühzeitig und überall angeboten werden, wo der Patient sich befindet (im Spital oder einer anderen Institution, zu Hause)" (Medizinisch-ethische Richtlinien der SAMW, 2004, 5).

KLEINER (2010, 9) erwähnt den Einfluß einer guten palliativmedizinischen Betreuung auf die Lebensdauer und meint, diese werde „wahrscheinlich eher verlängert, auch wenn dies nicht das Ziel ist".

Bei der nachfolgenden Betrachtung der Polypharmazie am Lebensende wird zunächst die gängige Praxis dargestellt und im Anschluß daran unter dem Aspekt der genannten Aufgaben von Palliative Care kritisch beleuchtet.

3. Polypharmazie in der Terminalphase

3.1. Definitionen und Problematik

3.1.1. Polypharmazie

Der Begriff „Polypharmazie" wird in der Literatur nicht einheitlich definiert. Nach WESTFELD und JAEHDE (2005, 1353) wird unter Polymedikation, Multimedikation oder Polypharmazie in der Literatur meist der Gebrauch von fünf oder mehr gleichzeitig verordneten Arzneimitteln verstanden. Sie sehen die Hauptursache für Polymedikation in der Häufung von chronischen Erkrankungen bei älteren Menschen und verweisen auf Studien, die bei dieser Gruppe von Patientinnen und Patienten durchschnittlich vier bis sieben chronische Krankheiten fanden. Als „Risikofaktoren" für Polymedikation werden neben einem höheren Lebensalter auch die Diagnosen Herzinsuffizienz und arterielle Hypertonie genannt.

Auch DOVJAK (2008, 16-19) beschreibt Polypharmazie als einen

> „vielfach gebrauchten Begriff im Umgang mit geriatrischen Patienten. Die Definition beinhaltet zwei begriffliche Dimensionen: einerseits wird damit die zu hohe Medikamentenanzahl in den Therapieplänen von Patienten beschrieben (weltweit mit drei bis fünf verschiedenen Präparaten angegeben). Andererseits bezieht sich der Begriff auf die Qualität von Therapieplänen und meint die...unnötige oder ineffektive Medikation."

Der Terminus „Polypharmazie" wird somit qualitativ und quantitativ definiert. Dennoch geschieht dies, wie eingangs erwähnt, sehr uneinheitlich. So ist

Polypharmazie nach SCHULER (2009, 8-9) die Einnahme von „mehr Arzneimitteln als klinisch notwendig". Quantitativ gelte die Einnahme von mehr als fünf verschiedenen Arzneimitteln als Kriterium.

GOSCH (2008, 18-19) faßt zusammen:

> „Eine allgemein anerkannte Definition der Polypharmazie gibt es nicht. Die Breite reicht von zwei und mehr pharmakologischen Substanzen an 240 und mehr Tagen im Jahr bis hin zu fünf und mehr bzw. auch zur Einnahme verschiedener `high risk´-Medikamente."

Die Versuchung, bei vielen Diagnosen auch viele Medikamente zu verordnen, ist groß: „...multiple pathology is a temptation to polypharmacy" (CAIRD and GRIMLEY EVANS, 1996, 4336).

Wenn wir Palliativpatientinnen und -patienten betreuen, ist eine adäquate Schmerztherapie und Symptomkontrolle mit ein oder zwei Arzneimitteln oft nicht möglich. Das heißt, daß wir nicht selten „polypharmazeutisch" vorgehen müssen. Es soll daher in diesem Buch nicht die Rede von Medikamenten zur Schmerztherapie und Symptomkontrolle sein, sondern die Betrachtung auf Substanzen gerichtet werden, wie sie im Kapitel „medical futility" genannt sind. Denn: „Polypharmacy – if appropriate, safe and efficacious – is not inherently wrong. However, therapy must be tailored to the specific needs of the individual patient" (POOLE and DOOLEY, 2009, 688).

Auf die Gefahren von Polypharmazie wird in der Literatur immer wieder hingewiesen:

> „Es erstaunt und beunruhigt, wie viele Medikamente bei Schwerkranken und Sterbenden bis heute zu finden   sind,

die sie auf ärztliche Verordnung oder gar auf Drängen der Angehörigen immer noch (zum Teil unter sehr großen Mühen) einzunehmen haben oder von den Betreuenden verabreicht bekommen. Inwieweit diese Vielzahl an Medikamenten für Interaktionen mit für den Patienten belastenden Nebenwirkungen auch und gerade in der Sterbephase verantwortlich sind, wurde weder ausreichend recherchiert noch dokumentiert." (KNIPPING, 2007, 466).

Die meisten Autorinnen und Autoren nehmen fünf oder mehr Arzneimittel als Kennwert für Polypharmazie, da ab dieser Anzahl die Zahl der möglichen Arzneimittelinteraktionen nicht mehr überblickbar ist. Auch die Folge-Morbidität und die Mortalität nehmen ab einer Einnahme von fünf Medikamenten deutlich zu. (BÜCHE, 2011)

BÜCHE untersuchte 2004 die Medikation von Patientinnen und Patienten der Palliativstation im Krankenhaus St. Gallen (Schweiz) im Hinblick auf beschriebene Interaktionen und im Vergleich mit Angaben in der Literatur. Er kam zu dem Ergebnis, daß bei über 80 Prozent der Betroffenen Arzneimittelinteraktionen vorlagen und weist darauf hin, daß zur Behandlung der Symptome von Palliativpatientinnen und -patienten nur relativ wenige Medikamente erforderlich sind. Da diese Menschen aber oft eine Vielzahl an Arzneimitteln erhalten, steigt das Risiko von Interaktionen. „Without any doubt some of our patients die because of fatal adverse drug events" (BÜCHE, 2004, 6). Wir sollten daher, so BÜCHE, Kenntnisse über die Pharmakokinetik und -dynamik der verwendeten Arzneimittel besitzen.

Arzneimittelinteraktionen (DDI = drug-drug-interactions) oder Wechsel-wirkungen zwischen Arzneimitteln sind definiert als „die qualitative oder quantitative Veränderung einer Arzneimittelwirkung durch eine zweite Substanz" (HABERMANN, 1992, 387).

Der letztgenannte Autor verweist darauf, daß Arzneimittelwechselwirkungen bei der üblichen ärztlichen Tätigkeit regelmäßig zu erwarten sind, denn „fast jeder hospitalisierte Patient erhält während seines Klinikaufenthaltes mehrere Arzneimittel, wobei schon bis zu 40 Arzneistoffe pro Patient gezählt wurden…" (HABERMANN, 1992, 387).

ANDITSCH (2011) gibt an, daß Arzneimittelinteraktionen im hohen Alter durch Organinsuffizienzen, z.B. eine eingeschränkte Nierenfunktion, begünstigt werden.

Konkrete Beispiele für Wechselwirkungen finden sich bei GOSCH (2010), der auf die Gefahren von Polypharmazie im Rahmen der Schmerztherapie hinweist. Die Auswahl des Analgetikums richte sich nicht nur nach dem Grad der Schmerzen, sondern auch nach der Begleitmedikation und der Behandlungsdauer. Die NSAR (nicht-steroidale Antirheumatika) werden als eine der Substanzgruppen mit einem besonders hohen Risiko für UAW (unerwünschte Arzneimittelwirkungen) beschrieben, insbesondere im Bereich der schwerwiegenden UAW. So nennt GOSCH unter anderem das erhöhte Blutungsrisiko bei der Kombination von NSAR mit Antidepressiva aus der Gruppe der selektiven Serotonin-Reuptake-Inhibitoren (SSRI), zum Beispiel Escitalopram.

LECHNER (2011,12) gibt weitere Beispiele:

„Makrolide und Chinolone können in Verbindung mit Antihistaminika, Laxantien oder Antipsychotika zu

Herzrhythmusstörungen im Sinne einer QT-Zeitverlängerung führen...

Aminoglykoside entwickeln in Verbindung mit Diuretika erhöhte Nephrotoxizität...

In der täglichen Praxis relevant sind nicht zuletzt potenzielle Interaktionen zwischen Makroliden und der Gruppe der 3-Hydroxy-3-Methylglutaryl-Coenzym-A-Reduktase-Inhibitoren, besser bekannt als Statine. Makrolide sind nämlich Hemmer des...Metabolismus der Statine."

LECHNER plädiert dafür, bei einer Antibiotikatherapie sicherheitshalber das Statin zu pausieren und gibt den "trivialen" Rat, bei der medikamentösen Therapie Zurückhaltung zu üben.

Die genannte QT-Verlängerung kann bei vielen Medikamenten, die in Palliative Care eingesetzt werden, auftreten (BÜCHE, 2011):

Antidepressiva:	z.B. Venlafaxin
Neuroleptika:	z.B. Haloperidol
Antiemetika:	z.B. Metoclopramid
Antihistaminika:	z.B. Terfenadin
Antiarrhythmika:	z.B. Amiodaron
Antibiotika:	z.B. Ampicillin
Antimykotika:	z.B. Amphotericin B
Virostatika:	z.B. Amantadin
Antihormone:	z.B. Tamoxifen

Zu den erwähnten unerwünschten Arzneimittelwirkungen nennt BEUBLER (2010, 10-11) konkrete Zahlen:

„Bei 56 % der Patienten zwischen 70 und 103 Jahren treten unerwünschte Arzneimittelwirkungen (UAW) auf und davon werden 4,6 bis 22 Prozent durch Interaktionen hervorgerufen. Auch Patienten, die aus Kliniken entlassen werden, erhalten häufig Arzneimittel-Kombinationen, die potentielle Interaktionen hervorrufen und die in 12,2 Prozent der Fälle als schwerwiegend bezeichnet werden."

Welche Bedeutung Polypharmazie und Interaktionen in der Praxis haben, wird deutlich, wenn manche Autoren sogar von „unüberschaubar" oder „kaum mehr überschaubar" sprechen (JÖBSTL, 2011; GOSCH und ROLLER, 2010).

Eine Untersuchung zum Risiko bei Reduktion der Medikamente findet sich bei GARFINKEL und MANGIN (2010). Sie untersuchten 70 Patientinnen und Patienten im Durchschnittsalter von 82,8 Jahren unter dem Aspekt der Multimedikation. Sie empfahlen eine schrittweise Reduktion der Arzneimittel, und zwar in 64 Fällen insgesamt 311 Präparate zu streichen, das waren 58 Prozent der gesamten Medikamente. Nur in zwei Prozent der Fälle mußte wegen des Auftretens von Symptomen das Präparat wieder verordnet werden.

In einer aktuellen Veröffentlichung weisen RĒMI und BAUSEWEIN (2011) – wie bereits BÜCHE (2004) – darauf hin, daß Arzneimittelinteraktionen auch und besonders in der Palliativmedizin eine Rolle spielen und in Therapieentscheidungen mit einfließen sollten. Die Autorinnen geben einen Überblick über das Interaktionsrisiko von palliativmedizinisch relevanten

Arzneimitteln. Sie fordern ein grundsätzliches Bewußtsein für Wechselwirkungen, um die Therapie entsprechend planen und auf neue Symptome adäquat reagieren zu können. Für die Praxis sei es besonders wichtig, daß neu auftretende Symptome bzw. Probleme nicht unkritisch allein auf den Krankheitsprozeß geschoben werden, sondern im Gesamtkontext der Therapie zu sehen sind. Nur so ließe sich verhindern, daß noch mehr Medikamente verordnet werden, um arzneimittelbedingte Probleme zu lösen.

3.1.2. Terminalphase

Um die Medikation eines Menschen am Lebensende zu betrachten und kritisch zu beurteilen, ist es erforderlich, sich auf einen bestimmten Zeitraum zu konzentrieren. Naheliegend ist, den in der Literatur über Palliative Care so oft auftauchenden Begriff der „Terminalphase" als Basis heranzuziehen.

Was aber ist die Terminalphase? Im Springer Lexikon Medizin wird „terminal" definiert als „1. endständig, abschließend, begrenzend, 2. unheilbar, im Endstadium, im Sterben" (REUTER, 2004).

Auch die Definition der Deutschen Gesellschaft für Palliativmedizin legt sich nicht zeitlich fest:

> „Wenn eine progrediente Erkrankung deutlich die Aktivität des Betroffenen beeinträchtigt, wird von Terminalphase gesprochen. Mit einem raschen Wechsel der Symptome ist zu rechnen, eine eng-maschige Betreuung und vermehrte Unterstützung der jetzt noch stärker geforderten Angehörigen ist nötig. Meist zieht sich die Terminalphase über Wochen

bis Monate hin, bevor sie in die Sterbephase mündet...
Die Sterbephase umfaßt die letzten Stunden (selten Tage) des
Lebens" (zit. bei BERGERT et al., 2007, 62).

Die Terminalphase wird bei zahlreichen Autoren mit „Wochen bis Monate"
Dauer angegeben, in welcher die Patientinnen und Patienten in ihren
Aktivitäten zunehmend eingeschränkt sind, dagegen wird der Begriff
„Finalphase" in der Regel auf die letzten 72 Stunden des Lebens bezogen
(NAUCK, 2001; NAUCK, JASPERS und ZERNIKOV, 2007; NAUCK, 2005).

JONEN-THIELEMANN (1997, 679) geht dagegen davon aus, daß ein Mensch in
der Terminalphase sich an der unmittelbaren Grenze zum Tod befindet und
schreibt: „Die Prognose ist auf wenige Tage...bis zu einer Woche begrenzt".

Daher spricht die Autorin auch bei der Beschreibung der Terminalphase von
„Sterbendkranken". Im Jahr 2000 differenziert sie vier Phasen:
„Rehabilitationsphase (Monate bis Jahre), Präterminalphase (Wochen bis
Monate), Terminalphase (Tage bis Wochen), Sterbephase (Stunden bis 1
Tag)" (FEICHTNER, 2010).

Wir sehen auch in der jüngeren Literatur immer wieder abweichende
Interpretationen der Terminalphase. So sprechen FÜRST und DOYLE (2004,
1119-1133) von „a few days or even a week or so of a patient`s life".

Auch BAUSEWEIN, ROLLER und VOLTZ (2004) setzen die Terminalphase mit
den letzten Tagen gleich. POTT (2007, 54) meint: „Die Terminalphase ist die
Zeit der Tage kurz vor dem Tod".

Dieser Meinung schließt sich auch KOJER (2003) an, indem sie unter
Terminalphase einen Zustand der Todesnähe beschreibt und prognostiziert,
der Tod trete wahrscheinlich innerhalb von Tagen ein.

Nach RIHA (2008) wird die Terminalphase wenige Wochen bis Tage vor dem Tod angesiedelt.

Die oben zitierten BAUSEWEIN, ROLLER und VOLTZ weisen im „Leitfaden Palliativmedizin" 2007 darauf hin, daß die Begriffe „Terminalität" und „Finalität" in der Palliativmedizin nicht klar definiert sind. Sie unterscheiden eine Palliativ-Therapie-Phase, eine Palliativ-Care-Phase, eine Terminalphase und eine Sterbephase. In der Terminalphase sei ein wahrscheinlicher Eintritt des Todes innerhalb von Tagen zu erwarten, es findet eine rein symptomorientierte Therapie statt.

Dennoch überwiegen bei der Einschätzung der Terminalphase jene Autorinnen und Autoren, die einen Zeitraum von Wochen bis Monaten angeben. Dazu zählt auch MEURET (2008), der in der Terminalphase die letzten Wochen vor dem Tod sieht, in welchen die Beschwerden und Komplikationen zunehmend in den Vordergrund treten.

Andere bewegen sich in einem ähnlichen Zeitrahmen:

„The terminally ill patient is one whose treatment has shifted from a regimen with curative intent to one with supportive intent... The patient`s life span is relatively short (...less than 6 months)." (WALLER and CAROLINE, 2000, XIX).

BUDDEBERG et al. (2004) bedienen sich des Begriffes „terminale Krankheit" und beschreiben damit eine Situation, in welcher der Tod einer Patientin bzw. eines Patienten unvermeidbar scheint. Die infauste Prognose kann nach den Autoren Monate oder Jahre vorausgehen.

Mit KLEINER (2010) kann zusammengefaßt werden, daß in der Terminalphase keine kurative Therapie mehr stattfindet und nicht abschätzbar ist, wie lange die verbleibende Lebenszeit noch dauern wird. Aus ihrer langjährigen Hospizerfahrung meint die Autorin, daß es fließende wie plötzliche Übergänge der in der Literatur beschriebenen Phasen gibt und daß letztlich alle Definitionen zutreffend sind.

Es gibt somit keine einheitliche Definition des „Beginns des Sterbens" schlechthin, jedoch „deutliche Unterschiede bei der zeitlichen Zuordnung zwischen Ärzten einerseits und Pflegenden sowie Sozialarbeitern andererseits." (OEHMICHEN, 2008, 21-22).

3.1.3. Medical futility

Der provokante Untertitel des vorliegenden Buches soll die Frage nach dem Sinn gewisser Medikamente in der Terminalphase aufwerfen. Bei der Literaturrecherche findet sich nicht selten der Begriff „medical futility" (engl. futile = sinnlos, nutzlos), der „als Synonym für sinnlose, nutzlose, ineffektive oder aussichtslose medizinische Therapie" verwendet wird (ALBISSER SCHLEGER, PARGGER und REITER-THEIL, 2008).

LUTTEROTTI (1985) weist unmißverständlich darauf hin, daß Ärzte prinzipiell dazu neigen, eher zu viel als zu wenig und eher zu lange als zu kurz zu behandeln.

NECEK (1989) fordert, daß bei laufender Verschlechterung des Zustandes einer Patientin bzw. eines Patienten und gleichzeitiger Aussichtslosigkeit der Therapie die aktive auf eine terminale Behandlung umzustellen ist.

Auch WILLIS (2006, 173) sieht keine Verpflichtung zu sinnloser Behandlung: „A practitioner does not have a duty of care to provide treatment that is deemed to be futile…".

Warum werden sinnlose Medikamente verordnet bzw. nicht abgesetzt? ALBISSER SCHLEGER, PARGGER und REITER-THEIL (2008, 67-75) gehen sehr ausführlich der Frage nach dem Grund von Übertherapie am Lebensende nach. Sie kommen zu dem Schluß, daß die Ursachen für ausbleibende Therapiebegrenzung zumeist bei den Ärzten zu suchen sind. Diese geben zur Rechtfertigung ihres Handelns an:

> *Informationsdefizite*

> *Angst*

> *Unsicherheit*

> *überhöhter Ehrgeiz*

Entscheidend ist die Frage, wann eine therapeutische Maßnahme als „sinnlos" zu bezeichnen ist.

RIHA (2008) meint, daß die Frage nach der Sinnlosigkeit einer Behandlung bestenfalls medizinisch, keinesfalls aber juristisch zu beantworten ist und verweist auf die moralphilosophische Frage „Sollen wir immer tun, was wir tun könn(t)en?"

Nach der Autorin gibt es keine allgemein gültige Antwort, da es stets um Einzelpersonen geht und keine objektivierenden Meßwerte existieren. Sie beschreibt den Begriff "futility" wie folgt:

> „Heute werden Situationen mit dem Schlagwort `futility`
> charakterisiert, wenn eine Diskrepanz zwischen den
> technischen Möglichkeiten und dem Sinn der Behandlung
> besteht, wenn also eine prinzipiell verfügbare Therapie für den

konkret betroffenen Patienten zwecklos und vergeblich ist".
(RIHA, 2008, 30)

Die Autorin drückt klar aus, daß es sich um eine Situation handelt, in der keine Verbesserung des Zustandes, kein Gewinn an Lebensqualität erzielt werden kann, sondern nur eine Schönung der Laborwerte.

Über die therapeutische Nutzlosigkeit (futility) schreibt MÜLLER-BUSCH (2008):

„Behandlungsmaßnahmen können dann als 'futile' angesehen werden, wenn sie physiologisch sinnlos bzw. nicht ausreichend begründet sind, qualitativ im Hinblick auf eine Verbesserung der Lebenssituation ineffektiv und quantitativ unangemessen, d.h. der erforderliche Aufwand steht in keinem angemessenen Verhältnis zu dem erwarteten Nutzen im Einzelfall". (MÜLLER-BUSCH, 2008, 49)

BONELLI (2006) hält fest, daß sich ärztliches Handeln als Hilfestellung für die Kranken immer an deren Bedürfnissen und Wünschen zu orientieren hat. Er macht jedoch auch bewußt, daß die ärztliche Urteilsbildung immer mit einem letzten Unsicherheitsfaktor behaftet ist, ein Risiko, das nur durch Erfahrung und ein geschärftes Verantwortungsbewußtsein minimiert werden kann. Eine hundertprozentige Absicherung wäre nach dem Autor eine „inhumane Flucht vor der ärztlichen Verantwortung" und kann auch nicht durch Gesetze gewährleistet werden.

BOCKENHEIMER-LUCIUS (2007) weist ebenfalls darauf hin, daß Sinn oder Sinnlosigkeit einer medizinischen Behandlung keine präzis zu bestimmenden Begriffe sind und daß das Urteil im konkreten und stets individuellen Fall niemals wertneutral ist.

„In den vergangenen 20 Jahren wurde der Versuch gemacht, mit dem Begriff der `Futility` Begründungen für ärztliche Behandlungsbegrenzung anzugeben, die auf der ärztlichen Kompetenz zur Beurteilung der Prognose und zur Indikationsstellung beruhen. Allerdings haben die Versuche zur Präzisierung keine Definition erbringen können, die von der Ärzteschaft im Konsens getragen würde." (BOCKENHEIMER-LUCIUS, 2007, 497)

Die Autorin faßt zusammen, daß die Futility-Frage nur mit Blick auf die „subjektive Sicht und die Ziele des Patienten" beantwortet werden kann.

Demgegenüber warnen BECKER und BLUM (2004) davor, die Begrenzung einer Behandlung einseitig der Entscheidung der Patientinnen und Patienten zu überlassen, soll eine ausufernde Maximaltherapie vermieden werden.

ALBISSER SCHLEGER, PARGGER und REITER-THEIL verstehen „futility" als eine subjektive Einschätzung am Krankenbett, da es nach ihrer Ansicht keine akzeptierte Definition des Begriffes gibt, aus der hervorgeht, ab wann eine medizinische Maßnahme nutzlos ist.

Schlechthin sei der Sinn einer Therapie nicht standardisierbar, wenn man „die Selbstbestimmungsrechte des Patienten und die Achtung pluralistischer Werte" ernst nimmt. Sie wollen unter Therapiebegrenzung eine „Therapiezieländerung" verstanden wissen, da das nahe Lebensende das Ziel der Leidenslinderung bedeuten sollte.

Aber auch nicht-ärztliche Gründe für eine Fortsetzung von Maßnahmen mit zweifelhaftem Sinn werden genannt. So gibt es Patientinnen und Patienten wie auch immer wieder Angehörige, die verlangen, daß „alles gemacht" wird.

Therapieentscheidungen, gerade auch jene zur Begrenzung, seien in jedem Fall von der Ärztin bzw. dem Arzt individuell zu verantworten, auch wenn sie mit der Hilfe eines Teams getroffen werden. Zugleich wird festgestellt, daß es kein Recht auf eine fragwürdige Therapie gibt und eine medizinische Maßnahme nicht indiziert ist, wenn sie der Patientin oder dem Patienten keine Hilfe mehr bringen kann.

Damit beantwortet das Autorenteam die Frage, ob Betroffene oder Angehörige ein Recht auf maximale Therapie haben, auch wenn „die Wiederherstellung der physiologischen Funktion nach medizinischer Kenntnis und Erfahrung extrem unwahrscheinlich ist".

Daß Betroffene und Angehörige nicht selten fragwürdige Therapien fordern, wird auch an anderer Stelle berichtet. So gerät eine Ärztin bzw. ein Arzt nach BURT (2002) in einen Konflikt, wenn offenkundig sinnlose Therapien erwartet werden, gleichzeitig aber die Verpflichtung besteht, den Kranken keinen Schaden zuzufügen.

„Medical futility" wird auch mit „Aussichtslosigkeit" übersetzt. So meint MERAN (2003), Ziel der Medizin könne nicht sein, aussichtslose Therapien anzubieten, und definiert „medical futility" als eine ärztliche Einschätzung einer medizinischen Intervention, die nicht zum Ziel führen wird.

Nach MERAN beruht das ärztliche Urteil „aussichtslos" auf der Einschätzung:

> *der physiologischen Möglichkeiten*

> *der prognostischen Wahrscheinlichkeiten*

> *der Nachhaltigkeit des Erfolges*

> *der Sinnhaftigkeit*

RĒMI (2011) meint, in der Palliativpharmazie sei die „Kunst des Weglassens" gefragt und der Nutzen jeder Medikation individuell zu prüfen.

JOX (2009) weist unter anderem auf emotionale Ursachen hin, die Ärztinnen und Ärzte zu „medical futility" bewegen:

> *Angst, über den Tod zu sprechen*

> *Angst, einen Fehler zu begehen*

> *Angst, die Patientin/den Patienten zu verlieren*

> *Angst, nicht alles getan zu haben*

Umgekehrt formuliert es NIEDERMANN WENGER (2010), wenn sie zum Absetzen einer sinnlos gewordenen Medikation gelegentlich den Mut eines gesamten Behandlungsteams fordert.

Palliative Care beinhaltet die Einbeziehung der Betroffenen, der Angehörigen und des Behandlungsteams in therapeutische Maßnahmen. Das kann nur gelingen, wenn auch die Kommunikation zwischen allen Beteiligten funktioniert. Denn: „Es werden immer wieder sinnlose Therapien verordnet, weil man nicht miteinander spricht" (RUPPE und HELLER, 2007, 261).

3.2. Eigene Beobachtungen

In diesem Kapitel sollen die in der Praxis verwendeten Medikamente, die nicht der Schmerztherapie und Symptomkontrolle dienen, angeführt werden.

Die Darstellung erfolgt in jedem Unterkapitel in Form einer Übersicht mit folgenden Angaben:

> *Substanzgruppe*

> *Verordnungshäufigkeit*

> *Wirkstoff*

> *Handelsname*

Die Substanzgruppe 5 („sonstige Medikamente") wird wegen ihres Umfanges und der Wahrung des Überblickes im jeweiligen Kapitel über die betreffende Einrichtung erst in der Zusammenfassung aufgeschlüsselt.

Nach Auflistung der Arzneimittel werden besonders eindrucksvolle Fallbeispiele in Kurzform wiedergegeben mit der Absicht, die gängige Praxis zu veranschaulichen. Dabei imponiert oft die Menge, aber auch die Nutzlosigkeit von Medikamenten in dieser Phase (z.B. Bisphosphonate mit Wirkung in Monaten, Vitamine „ut aliquid fiat"…).

Die Terminalphase ist, wie beschrieben, nicht einheitlich definiert. Daher wurde als Beobachtungszeitraum der letzte Lebensmonat gewählt und retrospektiv, das heißt nach dem Tod der Betroffenen, nach Medikation mit fraglichem Nutzen geforscht. Insgesamt werden 95 Patientendokumentationen, welche dieses Kriterium erfüllen, für die Darstellung verwendet.

Wenn davon ausgegangen werden kann, daß die Terminalphase auch als eine längere, ja sogar Monate währende Zeit interpretiert wird, so ist die gewählte Grundlage von einem Monat sehr kurz. Doch erscheint es umso berechtigter, den Sinn oder die Sinnlosigkeit einer Medikation zu diskutieren, je kürzer die Verordnung dem Lebensende vorausgeht.

Die folgenden Ausführungen basieren auf Recherchen im eigenen Tätigkeitsbereich (Mobiles Palliativteam Tulln, Hospiz Tulln) sowie im Helga Treichl Hospiz Salzburg anläßlich des Praktikums im November 2010.

Der Blick richtete sich im Mobilen Palliativteam (MPT) auf die hausärztlich verordnete Medikation, die fast immer der Empfehlung im Entlassungsbrief des Krankenhauses folgte. Im Hospizbereich war die Grundlage die empfohlene Spitalsmedikation oder, bei der Aufnahme der Patientin bzw. des Patienten aus häuslicher Betreuung, die hausärztliche Verordnung.

3.2.1. Mobiles Palliativteam Tulln

Eingesehene Dokumentationen:	1.1.2009 bis 6.10.2010
Fallbeispiele:	50

Ergebnisse

1. Substanzgruppe:	Antikoagulantien
verordnet:	in 66 %
Wirkstoffe:	niedermolekulares Heparin (NMH)
	Acetylsalicylsäure
	Clopidogrel
	Dipyridamol + Acetylsalicylsäure
Präparate:	Lovenox, Fragmin, Ivor
	Thrombo ASS
	Plavix
	Thrombosantin

2. Substanzgruppe:	Protonenpumpenhemmer
ausgenommen:	Cortison-Therapie
verordnet:	in 68 %
Wirkstoffe:	Pantoprazol
	Esomeprazol
Präparate:	Pantoloc
	Pantoprazol
	Nexium

3. Substanzgruppe:	Lipidsenker
verordnet:	in 4 %
Wirkstoffe:	Simvastatin
	Fluvastatin
Präparate:	Simvastatin
	Lescol

4. Substanzgruppe:	Psychopharmaka (eines oder mehrere)
verordnet:	in 24 %
Wirkstoffe	Escitalopram
	Flupentixol + Melitracen
	Amitryptilin
	Trazodon
	Prothipendyl
	Lorazepam
	Donepezil
	Citalopram
	Mirtazapin
	Venlafaxin
Präparate:	Cipralex
	Deanxit
	Saroten
	Trittico
	Dominal
	Temesta
	Aricept

	Citalopram, Pram, Seropram Mirtabene Efectin
5. Substanzgruppe:	**Sonstige Medikamente (eines oder mehrere)**
verordnet:	in 72 %
Wirkstoffe:	siehe Kapitel 3.2.4.
Präparate:	siehe Kapitel 3.2.4.

Besonders eindrucksvolle Fallbeispiele:

Frau L., 90 Jahre: Diagnose cardiale Insuffizienz. Medikation **1 Tag** vor ihrem Tod: Digimerck, Diovan, Zyloric.

Herr P., 72 Jahre: Diagnose Pankreas-Carcinom mit Lebermetastasen. Medikation **1 Tag** vor seinem Tod: Lovenox, Adalat, Moxonibene, Nomexor, Enalapril, Pantoloc, Alna retard, Neurobion forte.

Herr S., 64 Jahre: Diagnose Lungen-Carcinom mit cerebralen Metastasen. Medikation **am Todestag**: Ivor, Cal-D-Vita, Supradyn, Nexium.

Frau D., 83 Jahre: Diagnose kleinzelliges Lymphom. Medikation **3 Tage** vor ihrem Tod: Pantoloc, Lovenox.

Frau G., 60 Jahre: Diagnose Lungen-Carcinom. Medikation **3 Tage** vor ihrem Tod: Nexium, Neurobion forte, Lovenox.

29

Herr K., 83 Jahre: Diagnose Lungen-Carcinom. Medikation **4 Tage** vor seinem Tod: Bambec, Thrombo-ASS, Alna retard, Finasterid, Kaliumchlorid, Nexium, Nicotinell-Pflaster.

Herr K., 69 Jahre: Diagnose Pankreas-Carcinom. Medikation **2 Tage** vor seinem Tod: Lovenox, Thrombosantin.

Herr L., 67 Jahre: Diagnose Larynx-Carcinom, Prostata-Carcinom, Lebermetastasen. Medikation **2 Tage** vor seinem Tod: Pantoprazol, Thrombo-ASS.

3.2.2. Hospiz Tulln

Eingesehene Dokumentationen:	9.2.2010 bis 12.10.2010
Fallbeispiele:	30

Ergebnisse

1. Substanzgruppe:	Antikoagulantien
verordnet:	in 79,9 %
Wirkstoffe:	niedermolekulares Heparin
	Clopidogrel
	Acetylsalicylsäure
Präparate:	Lovenox, Ivor, Fragmin
	Plavix
	Herz-ASS, Thrombo-ASS

2. Substanzgruppe:	Protonenpumpenhemmer
ausgenommen:	Cortison-Therapie
verordnet:	in 66,6 %
Wirkstoffe:	Lansoprazol
	Omeprazol
	Esomeprazol
	Pantoprazol
Präparate:	Lansoprazol
	Omeprazol
	Nexium
	Pantoloc
	Lansobene
	Pantoprazol

3. Substanzgruppe:	Lipidsenker
verordnet:	in 3,3 %
Wirkstoffe:	Simvastatin
Präparate:	Simvastatin

4. Substanzgruppe:	Psychopharmaka (eines oder mehrere)
verordnet:	in 36,6 %
Wirkstoffe	Paroxetin
	Citalopram
	Sertralin

Präparate:	Fluoxetin
	Bupropion
	Oxazepam
	Trazodon
	Escitalopram
	Donepezil
	Paroxat, Seroxat
	Citalopram, Pram
	Adjuvin
	Fluctine
	Wellbutrin
	Praxiten
	Trittico
	Cipralex
	Aricept
5. Substanzgruppe:	**Sonstige Medikamente (eines oder mehrere)**
verordnet:	in 69,9 %
Wirkstoffe:	siehe Kapitel 3.2.4.
Präparate:	siehe Kapitel 3.2.4.

Besonders eindrucksvolle Fallbeispiele:

Frau K., 86 Jahre: Diagnose Nierenversagen. Medikation **1 Tag** vor ihrem Tod: Concor, Pantoloc.

Frau B., 90 Jahre: Diagnose Pneumonie, Z.n.Insult. Medikation **4 Tage** vor ihrem Tod: Nexium, Thrombo-ASS.

Frau B., 43 Jahre: Diagnose Mamma-Carcinom, Lebermetastasen, Ascites. Medikation **am Todestag**: Lovenox.

Herr K., 49 Jahre: Diagnose Pneumonie, Atelektasen, Tracheotomie, Z.n.Trachealhinterwand-Perforation, rezidivierende Reintubationen. Medikation **3 Tage** vor seinem Tod: Euthyrox, Nexium, Nootropil, Lovenox.

Herr L., 78 Jahre: Diagnose Colon-Carcinom, Ascites, Oesophagusvarizen. Medikation **2 Tage** vor seinem Tod: Hepa-Merz, Humatin, Pantoloc, Legalon, Nootropil.

3.2.3. Helga Treichl Hospiz Salzburg

Eingesehene Dokumentationen:	3.10.2008 bis 7.11.2010
Fallbeispiele:	15

Ergebnisse

1. Substanzgruppe:	Antikoagulantien
verordnet:	in 59,9 %
Wirkstoffe:	niedermolekulares Heparin
	Acetylsalicylsäure
Präparate:	Lovenox
	Thrombo-ASS

2. Substanzgruppe:	Protonenpumpenhemmer
ausgenommen:	Cortison-Therapie
verordnet:	in 73,3 %
Wirkstoffe:	Pantoprazol
	Esomeprazol
Präparate:	Zurcal
	Pantoloc
	Pantoprazol
	Nexium

3. Substanzgruppe:	Lipidsenker
verordnet:	in 6,6 %
Wirkstoffe:	Simvastatin
Präparate:	Simvastatin

4. Substanzgruppe:	Psychopharmaka (eines oder mehrere)
verordnet:	in 39,9 %
Wirkstoffe:	Venlafaxin
	Mirtazapin
	Escitalopram
	Oxazepam
Präparate:	Venlafaxin
	Mirtabene
	Cipralex

	Praxiten
5. Substanzgruppe:	**Sonstige Medikamente (eines oder mehrere)**
verordnet:	in 86,6 %
Wirkstoffe:	siehe Kapitel 3.2.4.
Präparate:	siehe Kapitel 3.2.4.

Besonders eindrucksvolle Fallbeispiele:

Frau K., 67 Jahre: Diagnose Pankreas-Carcinom. Medikation **3 Tage** vor ihrem Tod: Pantoloc, Farlutal, Mirtabene, Lovenox.

Herr F., 53 Jahre: Diagnose Zungen-Carcinom. Medikation **1 Tag** vor seinem Tod: Neurobion forte, Pantoloc, Mirtabene, Euthyrox, Cipralex, Maxikalz, Lovenox.

Herr K., 70 Jahre: Diagnose cerebrale Blutung. Medikation **3 Tage** vor seinem Tod: Acecomb, Praxiten, Cipralex, Norvasc, Pantoloc, Mirtabene.

3.2.4. Zusammenfassung

Die Sichtung der Dokumentation in drei palliativen Einrichtungen hatte zum Ziel, Beispiele für eine zu überdenkende Medikation bei Menschen im letzten Monat, nicht selten sogar wenige Tage vor ihrem Tod, zu zeigen.

Bei insgesamt 95 Patientinnen und Patienten wurden fünf Substanzgruppen erfaßt. Es erhielten insgesamt:

69,4 %	Antikoagulantien
68,4 %	Protonenpumpenhemmer
4,2 %	Lipidsenker
30,5 %	Psychopharmaka
73,6 %	sonstige Medikamente

Unberücksichtigt blieben Arzneimittel zur Schmerztherapie und Symptomkontrolle: Analgetika, Diuretika, Antiepileptika, Glukokortikoide, Laxantien, Antiemetika, Psychopharmaka als Co-Analgetika bzw. zur Symptombehandlung.

Orale Antkoagulantien (Coumarine) kamen in den Verordnungen nicht vor. Bei Langzeit-Cortisontherapie wurde die prophylaktische Gabe von Protonenpumpenhemmern nicht berücksichtigt. Die Gruppe fünf der „sonstigen Medikamente" umfaßt über 100 verschiedene Arzneispezialitäten, die 20 Kategorien zugeordnet werden können und im folgenden mit Präparatebeispielen angeführt sind.

Kategorie	Beispiele
1. Antihypertonika	Fositens, Carvedilol
2. Vitamin-,Mineralstoff-, Enzympräparate	Vitamin D3-Tropfen, Kalioral

3. Gichtmittel	Urosin
4. Bisphosphonate	Bondronat, Actonel
5. Prostatatherapeutika, Alphablocker	Prostadilat, Finasterid, Alna retard
6. Schilddrüsenpräparate	Thyrex
7. Nootropika	Nootropil
8. Lebertherapeutika	Hepa-Merz, Legalon
9. Antibiotika	Humatin
10. Antiarrhythmika	Sedacoron
11. Herzglykoside	Digimerck
12. Gingko-Präparate	Tebofortan
13. Muskelrelaxantien	Sirdalud
14. Erythropoietika	Erypo, Aranesp
15. Beta-2-Adrenomimetika	Bambec
16. Nikotinpräparate	Nicotinell
17. Vasodilatatoren	Molsidolat
18. Antiöstrogene	Nolvadex
19. Gestagene	Farlutal
20. Aromatasehemmer	Arimidex

Die umfangreichste Kategorie ist jene der Antihypertonika, sie umfaßt insgesamt 30 verschiedene Präparate, die zur Anwendung gelangten.

Danach folgt die Kategorie Vitamin-,Mineralstoff- und Enzympräparate mit 18 verschiedenen Spezialitäten.

Welche Übereinstimmungen und welche Unterschiede gab es in den drei Institutionen? Generell spiegeln die angegebenen Prozentzahlen eine große Übereinstimmung in der Anwendungshäufigkeit bei den fünf Medikamentengruppen wieder.

In allen Einrichtungen erhielten von den insgesamt 95 Patientinnen und Patienten etwa

>   *zwei Drittel Antikoagulantien*

>   *zwei Drittel Protonenpumpenhemmer*

>   *ein Drittel Psychopharmaka*

>   *drei Viertel sonstige Medikamente.*

Prozentuelle Unterschiede können die vielseitigsten Ursachen haben, über die nur Vermutungen möglich sind. So mag die geringere Zahl der Antikoagulantien im mobilen Bereich darin begründet sein, daß es sich größtenteils um injizierbare Präparate handelt, deren Einsatz im häuslichen Bereich nicht immer gewährleistet oder möglich ist. Die geringe Fallzahl im Salzburger Hospiz muß bei einem Vergleich ebenso beachtet werden.

Bei den Psychopharmaka fällt die geringere Anwendung im mobilen Bereich auf. Inwieweit dabei Angehörige und hausärztliche Überlegungen eine Rolle spielen, läßt sich an dieser Stelle nicht sagen.

Die Fallbeispiele zeigen, daß in allen drei palliativen Institutionen Menschen bis kurz vor ihrem Tod Medikamente mit fragwürdigem Nutzen erhalten.

Es sei jedoch nochmals darauf hingewiesen, daß die Grundlage der Recherchen stets Therapieempfehlungen von Krankenhäusern bzw. Verordnungen von Hausärztinnen und Hausärzten waren. Im Extremfall verstarben die Betroffenen kurz nach der Aufnahme in die Einrichtung.

3.3. Medikamente unter dem Aspekt von „medical futility"

In diesem Kapitel soll geklärt werden, ob es in der Literatur Aussagen gibt, die den Einsatz der genannten Substanzgruppen in der Terminalphase befürworten oder in Frage stellen.

Voraussetzung für die Anwendung eines Arzneimittels ist eine Indikation. Daher wird zu Beginn des jeweiligen Unterkapitels (ausgenommen die umfangreiche Gruppe 5) an einem oder mehreren Präparatbeispielen aufgezeigt, zu welchem Zweck die Substanz verordnet werden soll.

3.3.1. Antikoagulantien

Die Anwendung niedermolekularer Heparine, zum Beispiel Fragmin, zur Gerinnungshemmung dient der

> „peri- und postoperativen Primärprophylaxe tiefer Venenthrombosen bei niedrigem, mittlerem oder hohem thromboembolischen Risiko, Antikoagulation bei der Hämodialyse und Hämofiltration. Fragmin Multidose zusätzlich: Primärprophylaxe tiefer Venenthrombosen bei

internistischen   Patienten   mit   mittlerem   oder
hohem thromboembolischen   Risiko   und   vorübergehend
eingeschränkter Mobilität aufgrund einer akuten Erkrankung…"
(ROTE LISTE, 2010, 747)

KRAUTH (2009) gibt an, daß etwa fünf bis zehn Prozent aller
Tumorpatientinnen und -patienten eine symptomatische venöse
Thromboembolie (VTE) erleiden, dies zumeist in den ersten sechs Monaten
nach der Diagnose. Ein besonders hohes Risiko bestehe bei Pankreas-,
Ovar- und Gehirntumoren sowie bei bereits eingetretener Metastasierung.
Die Autorin hält es dennoch für nicht indiziert, generell bei Tumorkranken
eine primäre Langzeitthrombose-Prophylaxe durchzuführen, wenn nicht
gleichzeitig weitere Thromboserisikofaktoren bestehen.

Sie führt eine Vielzahl von Risikofaktoren an, die sie einteilt in

> *endogene Faktoren* (z.B. Alter, Adipositas)

> *Operationen und Traumata*

> *Thrombophilie* (z.B. Mangel an Gerinnungsfaktoren)

> *Begleiterkrankungen und andere Risikofaktoren* (z.B.
vorangegangene Pulmonalembolie, Einnahme von
Psychopharmaka, Schlaganfall)

Dagegen unterscheidet BINSACK (1997) eine Antikoagulation zur
Thromboseprophylaxe in der Behandlungsphase einer Tumorerkrankung von
jener in der Terminalphase. Wenn die Lebenserwartung aufgrund der
Tumorprogredienz deutlich eingeschränkt ist, sei die Fortsetzung der
Heparingaben bezüglich Nutzen, Risiko und Belastung kritisch zu prüfen.

Prophylaktisch wichtiger seien oft Lagerungs- und Mobilisierungsmaßnahmen. Bei Auftreten einer massiven Lungenembolie in der Terminalphase verweist der Autor auf palliative Maßnahmen zur Linderung der Atemnot (z.B. Opiate, Sedierung).

WATZKE (2007) faßt Erhebungen auf österreichischen Palliativstationen zusammen und kommt zu dem Ergebnis, daß eine laufende Thromboseprophylaxe in Abhängigkeit vom Zustand der Patientin bzw. des Patienten fortgesetzt wird. Eine prophylaktische Behandlung Sterbender finde nicht statt, jedoch erhielten Betroffene mit einem Karnovsky-Index (KI) von 40 noch zu 85 Prozent Antikoagulantien. Dies stimme auch laut Studien mit den Patientenwünschen überein.

Der KARNOVSKY-Index (KI) ist eine "Einteilungsskala des Allgemeinzustandes des Patienten" (SENN, 1985, 102). Sie reicht von 100 (normale Aktivität, keine Beschwerden, kein Hinweis für Tumorleiden) bis 0 (Tod).

Ein KARNOVSKY-Index von 40 bedeutet, daß überwiegend Bettlägerigkeit vorliegt und spezielle Hilfe erforderlich ist.

Eine ausführliche Veröffentlichung zur Thromboseprophylaxe in Palliative Care findet sich bei MCLEAN, RYAN und O`DONNELL (2010). Danach befürworteten Patientinnen und Patienten eine Prophylaxe trotz täglicher Injektionen insbesondere dann, wenn sie bereits Komplikationen erlebt hatten und durch die Prophylaxe das Wiederholungsrisiko vermindern wollten. Die Autoren geben an, daß es keine Richtlinien für die Primärprophylaxe von Thromboembolien im Palliativbereich gibt, daß man diese aber nicht prinzipiell ausschließen sollte. Bei erhöhtem Thromboserisiko wie bei vorübergehender Immobilisierung, bei Infektionen oder nach einer Operation könnten Betroffene durchaus von einer Prophylaxe profitieren, wenn sie kurz zuvor noch in gutem Allgemeinzustand waren.

Wird indessen die Terminalphase zugrunde gelegt und offenkundig als eine sehr kurze Zeitspanne definiert, heißt es in dieser Arbeit:

> „It is accepted that thromboprophylaxis should be withdrawn in the terminal phase, or when the Karnovsky score is less than 10, regardless of the thromboembolic risk". (McLEAN, RYAN and O`DONNELL, 2010, 394)

Ein KARNOVSKY-Index von 10 wird mit „moribund" beschrieben (SENN, 1985, 103).

Zahlreiche Argumente für und wider eine Prophylaxe und Behandlung einer venösen Thromboembolie (VTE) liefern ALT-EPPING, WATZKE und NAUCK (2008) und meinen, daß der Umgang mit diesem Problem als „paradigmatisch für die abwägende Haltung in der Palliativmedizin" insgesamt gelten kann.

Denn:

> „Einerseits ist es ein Bestreben in der Palliativmedizin, ärztliche Therapie auf das Minimum zu begrenzen, das den Erhalt der Lebensqualität gewährleistet (`alles absetzen, was nicht unbedingt nötig ist`); andererseits soll Symptombildung durch Therapiebegrenzung vermieden werden". (ALT-EPPING, WATZKE und NAUCK, 2008, 246-251)

Die Autoren fragen, ob die Prophylaxe und Therapie der VTE eine Art „palliative futility" oder der Verzicht auf derartige Maßnahmen ein Nihilismus sei. Für Behandlungsempfehlungen fordern sie weitere Studien, die insbesondere individuelle Präferenzen, Lebensqualität und Risiken der Kranken berücksichtigen sollten.

Nach den Verfassern gibt es unter anderen folgende Argumente pro und contra Antikoagulation:

Pro:

> Absetzen von sekundärprophylaktischem Heparin führte häufig zum VTE-Rezidiv.

> Vor einer letalen Lungenarterienembolie erleiden Patientinnen und Patienten häufig mehrere kleine, symptombelastende Lungenarterienembolien.

> Die meisten Palliativpatientinnen und –patienten erfüllen die Indikationskriterien für eine Primärprophylaxe (Tumor und Immobilität).

Contra:

> Mit zunehmender Beeinträchtigung des Zustandes der Betroffenen wirken sich Belastungen wie Injektionen und Nebenwirkungen schwerer aus.

> Tumorinhibition durch niedermolekulares Heparin ist im fortgeschrittenen Stadium nicht bewiesen.

Ein häufig verwendetes Mittel zur Hemmung der Thrombozytenaggregation ist Acetylsalicylsäure (z.B. Thrombo-ASS). Die Indikationen sind:

> „Reinfarktprophylaxe nach Herzinfarkt,

> Sekundärprophylaxe nach transitorischen ischämischen Attacken (TIA) und Apoplexie,

> Herzinfarktprophylaxe bei erhöhtem Risiko bei Patienten mit Angina pectoris." (AUSTRIA CODEX, 2010/2011)

Im Gegensatz zu den Heparinen finden sich in der Literatur über diese Antikoagulantien keine Angaben zum Einsatz in der Terminalphase.

Ebenso nicht über den Plättchenaggregationshemmer Clopidogrel (z.B.Plavix), dessen Einsatzgebiet die Reduzierung arteriosklerotischer Ereignisse wie Herzinfarkt oder Schlaganfall ist.

3.3.2. Protonenpumpenhemmer

Diese Substanzgruppe umfaßt Medikamente zur Reduktion der Magensäuresekretion.

Nach LÜLLMANN, MOHR und HEIN (2010) werden Omeprazol sowie die Analogsubstanzen Lansoprazol, Pantoprazol und Rabeprazol bei der hyperaziden Gastritis, bei Magen- und Duodenalulzera sowie bei schweren Formen der Refluxoesophagitis eingesetzt.

Wesentlich weiter gefaßt werden die Indikationen in der ROTEN LISTE (2010, 1304). So dient beispielsweise Pantoprazol zur Behandlung der leichten Refluxkrankheit und damit verbundener Symptome wie Sodbrennen, saures

Aufstoßen, Schluckbeschwerden. Außerdem sei das Präparat zur Langzeittherapie und –prävention von Rezidiven bei Refluxoesophagitis sowie zur Prävention von gastroduodenalen Ulzera bei Dauerbehandlung mit NSAR (nichtsteroidalen Antirheumatika) anzuwenden. Die Auflistung der Indikationen endet mit Zwölffingerdarm-, Magengeschwür und mit der Langzeitbehandlung von Erkrankungen, die mit einer Hypersekretion von Magensäure einhergehen.

Die Nebenwirkungen dieser Substanzen reichen von Augenschädigung, Hörstörung, Angina pectoris und Hypertonie bis zu Kopfschmerzen und

Diarrhoe sowie Schwindel, Übelkeit, Obstipation, Bauchschmerzen, Pruritus und Exanthemen…(BAUSEWEIN et al., 2005,10-12)

Klare Indikationen für den Einsatz von Protonenpumpenhemmern (PPI) in Palliative Care geben WALLER und CAROLINE (2000, 506) am Beispiel von Omeprazol:

1. **Vier bis acht Wochen dauernde Behandlung von akuten, peptischen Ulzera, jedoch nicht als Dauertherapie**

2. **Gastrooesophagealer Reflux, der nicht auf H2-Rezeptor- Antagonisten reagiert hat (gemeint sind ältere Substanzen wie Cimetidin)**

3. **Vorbeugung von NSAR- (nichtsteroidale Antrheumatika) induzierten Ulzera**

FEDE et al. (2010) fanden bei 87 Patientinnen und Patienten, daß 24 Prozent zumindest ein „unnötiges" Medikament genommen hatten, und zwar vorwiegend ein Magenschutzpräparat.

3.3.3. Lipidsenker

Präparate zur Senkung der Blutfettwerte wie Simvastatin werden zur Behandlung einer primären Hypercholesterinämie oder kombinierten Hyperlipidämie angewendet, und zwar begleitend zu einer Diät, wenn Diät und andere, nicht pharmakologische Maßnahmen, z.B. körperliches Training und Gewichtsabnahme, allein nicht ausreichen (ROTE LISTE, 2010). Auch werden sie präventiv zur Senkung der kardiovaskulären Mortalität und

Morbidität eingesetzt, wenn eine arteriosklerotische Herzerkrankung oder ein Diabetes mellitus vorliegt.

LÜLLMANN, MOHR und HEIN (2010, 255-260) beschreiben die Vorgangsweise bei Hyperlipoproteinämie:

1. **Behandlung der Grunderkrankung**

2. **Diät und Gewichtsreduktion**

3. **frühestens nach einem Monat lipidsenkende Pharmaka unter Beibehaltung der Diät**

Auch HÖFLER und HOPPICHLER (2011) postulieren den Beginn einer fettsenkenden Therapie, wenn nach drei Monaten eine Änderung der Ernährungs- und Lebensgewohnheiten nicht die formulierten Zielwerte des

LDL-Cholesterins bewirkt hat, da ein direkter kausaler Zusammenhang zwischen der Höhe des LDL-Cholesterinspiegels und dem kardiovaskulären Risiko bestehe.

Über die Anwendung von Lipidsenkern im palliativen Kontext finden sich in der Literatur – wie bei den Protonenpumpenhemmern – nur wenige Hinweise. So meint RĒMI (2011), man könne Arzneimittel gegen Lipidstörungen bei Palliativpatientinnen und -patienten oft absetzen.

RIECHELMANN, KRZYZANOWSKA und ZIMMERMANN (2009) untersuchten 372 Krebskranke in fortgeschrittenem Stadium unter dem Aspekt einer sinnlosen Medikation. Dafür galten kurzfristiger Nutzen, Lebensqualität und Symptomkontrolle als Kriterien für die Beurteilung. Sie kamen zu dem Ergebnis, daß die am häufigsten verwendeten sinnlosen Medikamente („futile medications") mit 56 Prozent die lipidsenkenden Statine waren.

VOLLRATH, SINCLAIR und HALLENBECK (2005) kritisieren, daß Studien über lipidsenkende Substanzen unter dem Aspekt der Senkung des LDL-Cholesterins, der Mortalität und des Auftretens eines akuten Koronarsyndroms erstellt werden, ohne die Situation am Lebensende zu berücksichtigen. Hier seien Richtlinien gerade im Hinblick auf eine mögliche Therapiebegrenzung wünschenswert.

3.3.4. Psychopharmaka

Die in der Terminalphase verordneten Psychopharmaka waren fast immer Antidepressiva, die hier beispielhaft dargestellt werden sollen. Selten wurden Sedativa oder Antidementiva verabreicht.

Antidepressiva vom Typ der Serotonin-Wiederaufnahme-Hemmer wie das Escitalopram (z.B. Cipralex) haben als Indikation Panikstörungen, Major Depression,Sozialphobie, generalisierte Angst- und Zwangsstörungen (AUSTRIA CODEX, 2010/2011).

Auf die Neben- und Wechselwirkungen dieser Substanzen wird immer wieder hingewiesen. So geht die Kombination mit nichtsteroidalen Antirheumatika mit einem erhöhten Blutungsrisiko einher (GOSCH, 2010).

Bei älteren Menschen kann eine antidepressiva-bedingte Hyponatriämie zu Benommenheit, Verwirrtheit und Krämpfen führen. Durch die Entstehung eines Serotonin-Syndroms werden Ruhelosigkeit, Agitiertheit, Tachycardie und Hyperthermie beobachtet. Hierbei kann es wiederum zu Fehlinterpretationen kommen, indem die Unruhe der Patientinnen und Patienten nicht als Nebenwirkung erkannt, sondern mit weiteren Psychopharmaka behandelt wird. (FEICHTNER, 2009)

Für die Anwendung von Antidepressiva in der Terminalphase ist von Bedeutung, daß

„in erster Linie die menschliche und psychosoziale Betreuung im Mittelpunkt stehen muß; die Angst vor Trennung und Isolation sollte nicht durch Antidepressiva bekämpft werden. Durch gezielte menschliche Hilfe erübrigt sich der Einsatz dieser Medikamente". (HUSEBØ, 2003, 330)

Doch empfiehlt HUSEBØ bei Vorliegen einer Depression sehr wohl den Einsatz von Antidepressiva, jedoch besteht immer die Gefahr, daß Trauerreaktionen als Depressionen fehlinterpretiert werden (FEICHTNER, 2009).

KLASCHIK (2003) beschreibt den Wert von Antidepressiva in der Tumorschmerztherapie, wo sie zur Behandlung neuropathischer Schmerzen, also als Co-Analgetika eingesetzt werden.

Schließlich sei SANDGATHE-HUSEBØ (2003) erwähnt, die den Medikamentenverbrauch von alten Menschen in der letzten Lebensphase untersuchte. Es wurden zahlreiche Präparate, darunter auch Antidepressiva, innerhalb von neun Monaten um mehr als die Hälfte reduziert, ohne daß negative Auswirkungen zu beobachten waren.

3.3.5. Sonstige Medikamente

So umfangreich und vielfältig die fünfte Substanzgruppe in den drei beschriebenen palliativen Einrichtungen ist, so wenig finden sich andererseits Angaben dazu in der Literatur.

Gewissermaßen stellvertretend für all diese in der Terminalphase verwendeten Medikamente seien hier beispielhaft die Antibiotika erwähnt. Ihren Einsatz bei Palliativpatienten untersuchte eine „Fokusgruppe" aus drei Anästhesisten, zwei Internisten und einem Allgemeinmediziner, alle mit langjähriger Erfahrung in Palliativmedizin (PESTINGER et al., 2004). Es wurden drei Hypothesen abgeleitet:

1. Hypothese

Die Ziele der Behandlung hängen stark von der subjektiven Einschätzung des Zustandes der Patientinnen und Patienten ab, wenn keinerlei Kriterien für eine Prognose hinsichtlich der Lebenserwartung existieren.

2. Hypothese

Auch die Art der Infektion (z.B. Pneumonie oder Harnwegsinfekt) beeinflußt die Entscheidung, ob Antibiotika eingesetzt werden.

3. Hypothese

Abteilungs- und fachspezifische Standards sowie die Furcht vor juristischen Konsequenzen führen dazu, daß vermehrt Antibiotika angewendet werden. Dies geschieht selbst dann, wenn die Ärztin bzw. der Arzt im Einzelfall an der Wirksamkeit des Medikamentes zweifelt.

Auch RÉMI (2011) meint im Sinne der ersten Hypothese, daß man den Nutzen jeder Medikation vor dem Hintergrund der persönlichen Situation der Betroffenen und deren Lebenserwartung prüfen muß.

Über eine drastische Reduktion einer Vielzahl von Medikamenten bei alten Menschen in der letzten Lebensphase wird – wie bereits im vorigen Kapitel erwähnt – von SANDGATHE-HUSEBØ (2003) berichtet. Es handelte sich um Schlafmittel, Antidepressiva, Neuroleptika, Abführmittel und Bedarfsmedikamente. Die Autorin beobachtete positive Folgen wie ein klareres Bewußtsein der Menschen und eine erleichterte Kommunikation.

Rückblickend auf das Kapitel „Antikoagulantien" sollen ALT-EPPING, WATZKE und NAUCK (2008) nochmals zitiert werden. Sie sehen die Anwendung von Medikamenten schlechthin als paradigmatisch für die abwägende Haltung in der Palliativmedizin und führen als Beispiele Diuretika, Betablocker und Antiepileptika an, deren Einsatz ebenso abzuwägen sei.

3.3.6. Zusammenfassung

Unter den in der Terminalphase angewendeten Medikamenten werden die Antikoagulantien zur Prophylaxe und Therapie einer venösen Thromboembolie (VTE) am häufigsten in der Literatur diskutiert.

In der Tat erhielten in den beschriebenen drei palliativen Einrichtungen 60 bis 80 Prozent der Patientinnen und Patienten Antikoagulantien. Das Für und Wider dieser Maßnahme sowie mögliche Grenzen werden bei zahlreichen Autorinnen und Autoren aufgezeigt (KRAUTH, 2009; BINSACK, 1997; WATZKE, 2007; MCLEAN, RYAN und O`DONNELL, 2010; ALT-EPPING, WATZKE und NAUCK, 2008).

Neben objektiven Kriterien für die Anwendung von Antikoagulantien (z.B. erhöhtes Thromboserisiko) werden Kriterien subjektiver Einschätzung angeführt (Lebensqualität, Patientenwünsche).

Über den Sinn oder die Sinnlosigkeit anderer Medikamente in der Terminalphase wird wenig beschrieben. Hinweise finden sich bei WALLER und CAROLINE (2000, Protonenpumpenhemmer), bei RIECHELMANN, KRZYZANOWSKA und ZIMMERMANN (2009, Lipidsenker) sowie bei SANDGATHE-HUSEBØ (2003, Psychopharmaka) und PESTINGER et al. (2004, sonstige Medikamente).

Eine deutliche Divergenz zwischen den Angaben in der Literatur (RIECHELMANN, KRZYZANOWSKA und ZIMMERMANN, 2009) und den eigenen Beobachtungen findet sich bei den Lipidsenkern. Ihr sinnloser Einsatz wurde von den genannten Autorinnen weitaus häufiger festgestellt als in den palliativen Einrichtungen in Tulln und Salzburg.

Hilfsmittel zur Objektivierung des Einsatzes von Medikamenten in der Terminalphase werden nicht diskutiert. BÜCHE (2011) verweist auf die Bedeutung des interprofessionellen Teams, dessen Aufgabe es auch sein soll, dem Arzt durch kritische Fragen nach der Nützlichkeit bzw. nach der „futility" der Verordnungen einen Anstoß zur Reflexion zu geben. Denn er dürfe nicht der einzige Gradmesser seiner Therapie sein.

Derselbe Autor (2004) beschreibt den „Medication Appropriateness Index" (MAI) als eine Möglichkeit, mit deren Hilfe sehr wohl die Sinnhaftigkeit einer Medikation beleuchtet werden kann. Es geht dabei nicht nur um die Indikation, sondern auch um die Frage, ob ein Arzneimittel unter den gegebenen Umständen effektiv und sinnvoll sein kann (z.B. Medikament mit Eiweißbindung bei einem Patienten mit Hypoproteinämie).

Auch könnte die Berücksichtigung des NNT (number needed to treat = Zahl der zu behandelnden Patientinnen und Patienten, um ein Therapieziel bei einem Kranken zu erreichen) nach BÜCHE (2011) hilfreich sein, um sich für oder gegen ein Arzneimittel in der Palliativsituation zu entscheiden.

Bezogen auf die so oft verwendeten Antikoagulantien finden sich zumindest Hinweise dazu bei BREYWISCH und MASCHMEYER (2010). Bei ambulanten Patienten unter Chemotherapie lag die NNT für niedermolekulares Heparin zur Prophylaxe einer Thromboembolie bei 54. Daher wurde keine Empfehlung für Heparin in dieser Situation abgegeben.

4. Schlußbetrachtung

Der Gedanke, ein Buch über Polypharmazie am Lebensende zu verfassen, entstammte der täglichen Beobachtung im eigenen Tätigkeitsumfeld. Aus der Überzeugung, daß Menschen noch kurz vor ihrem Tod Medikamente erhalten, die keinerlei Beitrag zur Lebensqualität leisten, entstand der provokante Untertitel.

Es sollten Argumentations- und Entscheidungshilfen für die Praxis gefunden werden, die eine therapeutische Vorgangsweise im Einklang mit den Zielen von Palliative Care ermöglichen.

Das Ergebnis der Literaturrecherche läßt sich in drei Aussagen zusammenfassen:

1.

Es gibt keine einheitlichen Definitionen der Begriffe „Polypharmazie", „Terminalphase" und „medical futility" sowie keine Richtlinien über den sinnvollen oder sinnlosen Einsatz von Medikamenten am Lebensende.

2.

Eine Entscheidung für oder gegen ein Arzneimittel am Lebensende muß stets individuell sein. Das objektive Kriterium der Indikation ist gegen das subjektive Kriterium der Lebensqualität und damit des Benefits für eine bestimmte Patientin bzw. für einen bestimmten Patienten abzuwägen.

3.

Die Entscheidungsfindung sollte unter Einbeziehung aller Beteiligten erfolgen. Damit werden Wünsche, Hoffnungen, Ängste und Mißverständnisse bei den Betroffenen sowie deren Angehörigen und auch bei den Mitgliedern des Betreuungsteams berücksichtigt.

Auch wenn keine Richtlinien für die Pharmazie in der Terminalphase existieren, beweisen die Angaben in der Literatur, daß sich zahlreiche Autorinnen und Autoren mit dieser Problematik auseinandersetzen. Ihre Hinweise, Bedenken und letztlich die zitierte abwägende Haltung in der Palliativmedizin können jeder Ärztin und jedem Arzt in der Praxis hilfreich sein, um mit ALBISSER SCHLEGER, PARGGER und REITER-THEIL (2008) „futility" als eine subjektive Einschätzung am Krankenbett zu verstehen.

Das Autorenteam demonstriert gleichsam ärztliche Eigenschaften, die immer wieder zur Fortsetzung sinnloser Therapien in der Terminalphase führen. Die spezielle fachliche Sichtweise und das Nicht-Miteinander-Reden, kurz als „Dissens zwischen den Ärzten" bezeichnet, sind dabei nur ein Aspekt. Auch die Denkweise, daß ein Spital für kurative, nicht für palliative Behandlung da sei, sowie immer wieder die völlig divergierende Sicht von Ärzten und Pflege werden dargestellt.

Dies ist zugleich auch ein Aufruf zu mehr Miteinander und der oben postulierten Entscheidungsfindung im Team. Erst wenn jeder den anderen und dessen Meinung und Erfahrung respektiert und in das Therapie-Procedere einbezieht, kann es gelingen, daß sinnlose Behandlungen am Lebensende nicht mehr aus Unkenntnis, Angst oder „fachlicher Tradition" fortgesetzt werden.

Die Notwendigkeit einer Relativierung ärztlicher Entscheidungen und damit die Lern- und Kritikfähigkeit von Ärztinnen und Ärzten sind freilich Forderungen, welche an die Persönlichkeit des Einzelnen gerichtet sind. Ein Umdenken wird nur dann stattfinden, wenn in der Ausbildung von Beginn an jene Informationsdefizite beseitigt werden, die immer wieder zu „medical futility" verleiten.

Hier endet aber auch die Unterstützung aus der Literatur. Jede Ärztin und jeder Arzt muß letztendlich in eigener Verantwortung entscheiden, wobei die Sichtweise ganzheitlich, keinesfalls krankheits-, organ- und detailorientiert sein darf (HELLER, 2000).

Es bleibt die Frage, ob weitere Studien auch weitere Klarheit im Hinblick auf Behandlungsempfehlungen schaffen können. Dies darf bezweifelt werden, denn die Grundlage unseres Handelns ist die Philosophie von Palliative Care. Die Bedürfnisse schwerstkranker Menschen und ihrer Angehörigen werden stets individuelle Parameter sein.

5. Summary

Palliative patients are discharged from the hospital and home or hospice care continue. The treatment recommendation includes very often one or several drugs that are not be used in the treatment of pain or symptom control and do not contribute to quality of life.

On the contrary, many patients suffer from loss of appetite, nausea and vomiting and thus suffer from symptoms that can be enhanced by the large number of prescribed drugs.

The definitions of „polypharmacy", „terminal phase", „medical futility" and „Palliative Care" in the literature are described.

Own observations in 95 case studies of patients in the last month of life in the mobile palliative care team Tulln, in the hospice Tulln and in the Helga Treichl hospice Salzburg show that the prescribed medications of questionable benefit can be devided into five groups of substances:

1st   **69.4 % of the patients received anticoagulants**

2nd   **68.4 % of the patients received proton pump inhibitors**

3rd   **4.2 % of the patients received lipid lowering drugs**

4th   **30.5 % of the patients received psychotropic drugs**

5th   **73.6 % of the patients received other drugs**

Group 5 includes over 100 different medications, which are classified into 20 categories and exemplified.

Then follows a literature examination from the perspective of „medical futility" about the most commonly used drugs. In conclusion, three statements can be made:

1st

There are no uniform definitions of „polypharmacy", „terminal phase" and „medical futility" and no directives on the meaningful or meaningless use of drugs at the end of life.

2nd

A decision for or against a drug at the end of life must always be individual. The objective criterion of the indication and the subjective criterion of quality of life and thus the benefits for a particular   patient should be reconsidered.

3rd

The decision should be made with the involvement of patient, family and care team.

The data in the literature show that many authors deal with this problem. Nevertheless, every physician must ultimately decide on their own responsibility. A holistic approach and a reflection on the role of palliative care are required.

6. Literaturverzeichnis

ALBISSER SCHLEGER, Heidi ; PARGGER, Hans und REITER-THEIL, Stella (2008):
„Futility" – Übertherapie am Lebensende? Gründe für ausbleibende
Therapiebegrenzung in Geriatrie und Intensivmedizin. Zeitschrift für
Palliativmedizin 9, 67-75.

ALT-EPPING, Bernd; WATZKE, Herbert und NAUCK, Friedemann (2008):
Thromboemboliebehandlung auch in der Palliativmedizin – ein
Paradigmenwechsel? Zeitschrift für Palliativmedizin 4(9), 246-251.

ANDITSCH, Martina (2011): Vortrag beim ABS-Symposium 11 „Richtlinien zur
Antibiotika-Therapie" im Gesundheitsministerium, Wien, Jänner 2011, zitiert
in: Arzneimittelinteraktionen. Lieber vorsichtig mit Antibiotika!
Medical Tribune 43(11), 12.

AUSTRIA-CODEX 2010/2011, Wien: Österreichische Apotheker-
Verlagsgesellschaft mbH.

BAUSEWEIN, Claudia ; ROLLER, Susanne und VOLTZ, Raymond (Hrsg.) (2004):
Leitfaden Palliativmedizin. 2.Aufl., München/Jena: Urban und Fischer, 451.

BAUSEWEIN, Claudia et al. (2005): Arzneimitteltherapie in der Palliativmedizin.
München/Jena: Urban und Fischer, 10-12.

BAUSEWEIN, Claudia; ROLLER, Susanne und VOLTZ, Raymond (Hrsg.)   (2007):
Leitfaden Palliativmedizin – Palliative Care. München/Jena: Urban und
Fischer, 1-56.

BECKER, Gerhild und BLUM, Hubert (2004): „Medical futility": Der Arzt im Spannungsfeld von Behandlungsauftrag und Behandlungsbegrenzung. Deutsche Medizinische Wochenschrift 129 (31/32), 1694-1697.

BERGERT, Frank et al. (2007): Palliative Therapie in der Terminal-/Finalphase. In: Hausärztliche Leitlinie „Palliativversorgung" Version 1.03 vom 6. August 2007, 62. Verfügbar auf: http://www.palliativnetz-osthessen.de/pdf/LL-Pall-KVH.pdf . Website besucht am 15.2.2011, 14.00 Uhr.

BEUBLER, Eckhart (2010): Interaktionen ignoriert. Arzneimittelwechsel-wirkungen im Alter werden zu wenig ernst genommen. Ärztewoche 24(7), 10-11.

BINSACK, Thomas (1997): Allgemeine Symptombehandlung in der Palliativmedizin. In: AULBERT, Eberhart und ZECH, Detlev (Hrsg.): Lehrbuch der Palliativmedizin. Stuttgart/New York: Schattauer, 600-609.

BOCKENHEIMER-LUCIUS, Gisela (2007): Warum wir uns eine gesetzliche Regelung der Patientenverfügung wünschen müssen. Hessisches Ärzteblatt (8), 495-499.

BONELLI, Johannes (2006): Leben und Sterben. Zur Problematik der ärztlichen Sterbens- und Leidensverlängerung durch künstliche Ernährung. Imago Hominis 13(4), 322-327.

BREYWISCH, Frank und MASCHMEYER, Georg (2010): Thromboembolische Komplikationen bei hämatologischen und onkologischen Patienten. Verfügbar auf: http://www.klinikumevb.de/fileadmin/pflege/klinikum/HaemaOnko/POG_Breywisch_Gerinnung.pdf. Website besucht am 27.8.2011, 12.30 Uhr.

BUDDEBERG, Claus et al. (2004): Sondersituationen des Krankseins.
In: BUDDEBERG, Claus (Hrsg.): Psychosoziale Medizin.
Berlin/Heidelberg/New York: Springer, 549.

BÜCHE, Daniel (2004): Drug interactions in palliative care: How much harm
do we do? The results from the palliative care unit in the county hospital of
St. Gallen, Switzerland. Department of Palliative Care and Policy, King`s
College London, Research Project, December 2004, Student number
0234472, 1-52.

BÜCHE, Daniel (2011): persönliche Mitteilung am 17.6.2011.

BÜCHE, Daniel (2011): persönliche Mitteilung am 22.8.2011.

BURT, Robert (2002): The Medical Futility Debate: Patient Choice, Physician
Obligation, and End-of-Life Care. Journal of Palliative Medicine 5(2), 249-
254.

CAIRD, Francis and GRIMLEY EVANS, John (1996): Medicine in old age. In:
WEATHERALL, David; LEDINGHAM, J.G.G. and WARRELL, David (Eds.): Oxford
Textbook of Medicine, third edition, vol. 3, Sections 18-33 and Index.
Oxford/New York/Tokyo: Oxford University Press, 4333-4346.

DOVJAK, Peter (2008): Auf Arrhythmien achten. Geriatrie Praxis Österreich
5, 16-19.

FEDE, Angelo et al. (2010): Use of unnecessary medications by patients with advanced cancer: cross-sectional survey. Supportive Care in Cancer, verfügbar auf: http//www.springerlink.com/content/p2077r87j3525849/ , Website besucht am 15.5.2011, 12.15 Uhr.

FEICHTNER, Angelika (2009): Zuwendung anstelle von Psychopharmaka? Psychopharmaka im Pflegeheim -- ethische Aspekte. Master-Thesis an der Paracelsus Medizinischen Privatuniversität Salzburg, 54-59.

FEICHTNER, Angelika (2010): persönliche Mitteilung am 27.9.2010.

FÜRST, Carl and DOYLE, Derek (2004): The terminal phase. In: DOYLE, Derek et al. (Eds.): Oxford Textbook of Palliative Medicine, third edition, Oxford University Press , 1119-1133.

GARFINKEL, Doron and MANGIN, Derelie (2010): Less is more. Feasibility Study of a Systematic Approach for Discontinuation of Multiple Medications in Older Adults. Archieves of Internal Medicine 170 (18), 1648-1654.

GOSCH, Markus (2008): Pharmakotherapie mit Qualität. Geriatrie Praxis Österreich 1, 18-19.

GOSCH, Markus und ROLLER, Regina (2010): Polypharmazie – eine neue Herausforderung in einer alternden Gesellschaft. Wiener Medizinische Wochenschrift 160 (11), 261-263.

GOSCH, Markus (2010): Polypharmazie und Schmerztherapie. Ärztewoche 38 (24), 22-23.

HABERMANN, Ernst (1992): Wechselwirkungen zwischen Arzneimitteln. In: BRUCHHAUSEN, Franz von: Pharmakotherapie, Klinische Pharmakologie: ein Lehrbuch für Studierende und ein Ratgeber für Ärzte. 8.Aufl., Stuttgart/Jena/New York: G. Fischer, 387-396.

HELLER, Andreas (2000): Sterbebegleitung und Bedingungen des Sterbens. In: HELLER, Andreas; HEIMERL, Katharina und METZ, Christian (Hrsg.): Kultur des Sterbens. Bedingungen für das Lebensende gestalten. Freiburg im Breisgau: Lambertus, 45-63.

HÖFLER, Jürgen und HOPPICHLER, Friedrich (2011): Lipidtherapie 2010: Zielwerte und Zielwerterreichung. Hausarzt 1-2 (11), 14-19.

HUSEBØ, Stein (2003): Psychosoziale Fragen. In: HUSEBØ, Stein und KLASCHIK, Eberhard (Hrsg.): Palliativmedizin. Berlin/Heidelberg/New York: Springer, 289-361.

JÖBSTL, Sylvia (2011): Vortrag beim Palliativforum der Tiroler Hospiz-Gemeinschaft. .Verfügbar auf: http://hospiz-tirol.at/tagebuch/?tag=medkamente. Website besucht am 14.2.2011, 16.05 Uhr.

JONEN-THIELEMANN, Ingeborg (1997): Die Terminalphase. In: AULBERT, Eberhard und ZECH, Detlev (Hrsg.): Lehrbuch der Palliativmedizin. Stuttgart/New York: Schattauer, 678-686.

JOX, Ralf (2009): Medical Futility at the End of Life as Perceived by Intensive-Care and Palliative-Care Clinicians. 11 th Congress of the European Association for Palliative Care , Vienna, Austria, 8 May 2009. Verfügbar auf: www.eapcnet.eu/LinkClick.aspx?fileticket=9HinYneUQqA%3D&tabid. Website besucht am 12.5.2011, 11.00 Uhr.

KLASCHIK, Eberhard (2003): Palliativmedizin. In: HUSEBØ, Stein und KLASCHIK, Eberhard (Hrsg.): Palliativmedizin. Berlin/Heidelberg/New York: Springer, 1-35.

KLASCHIK, Eberhard (2003): Schmerztherapie und Symptomkontrolle in der Palliativmedizin. In: HUSEBØ, Stein und KLASCHIK, Eberhard (Hrsg.): Palliativmedizin. Berlin/Heidelberg/New York: Springer, 181-287.

KLEINER, Marion (2010): Flüssigkeitssubstitution in der Terminalphase. Unveröffentlichte Masterarbeit am Institut für Interdisziplinäre Forschung und Fortbildung der Universitäten Klagenfurt, Wien, Innsbruck, Graz; 1- 38.

KNIPPING; Cornelia (2007): Palliative Betreuung in den letzten Lebenstagen und –stunden. In: KNIPPING, Cornelia (Hrsg.): Lehrbuch Palliative Care, 2.Aufl., Bern: Hans Huber, 465-516.

KOJER, Marina (2003): Alt, krank und verwirrt. Einführung in die Praxis der Palliativen Geriatrie. Freiburg im Breisgau: Lambertus, 390-398.

KRAUTH, Maria-Theresa (2009): Blutungs- und Thromboserisiko richtig einschätzen. Geriatrie Praxis Österreich 5-6, 16-19.

LECHNER, Arno (2011): Vortrag beim ABS-Symposium 11 „Richtlinien zur Antibiotika-Therapie" im Gesundheitsministerium, Wien, Jänner 2011, zitiert in: Arzneimittelinteraktionen. Lieber vorsichtig mit Antibiotika! Medical Tribune 43 (11), 12.

LÜLLMANN, Heinz; MOHR, Klaus und HEIN, Lutz (2010): Pharmakologie und Toxikologie. Stuttgart/New York: Thieme, 241-245 und 255-260.

LUTTEROTTI, Markus von (1985): Menschenwürdiges Sterben. Kann sich die Gesellschaft auf das Gewissen des Arztes verlassen? Freiburg im Breisgau: Herder, 38-40.

MCLEAN, Sarah; RYAN, Karen and O`DONNELL, James (2010): Primary thromboprophylaxis in the palliative care setting: a qualitative systematic review. Palliative Medicine 24 (4), 386-395.

Medizinisch-ethische Richtlinien der SAMW (2004): Betreuung von Patientinnen und Patienten am Lebensende, 1-10. Verfügbar auf: http://www.samw.ch/de/Ethik/Richtlinien/Aktuell-Gueltige-Richtlinien.html. Website besucht am 10.4.2011, 16.00 Uhr.

MERAN, Johannes (2003): Lebensqualität, Aussichtslosigkeit und Therapiebegrenzung. Imago Hominis 10(1), 19-28.

MEURET, Gerhard (2008): Palliative Home Care Tumorkranker. Ein Kompendium für Ärzte, Pflegekräfte und Angehörige. Stuttgart: Kohlhammer GmbH, 15-18.

MÜLLER-BUSCH, Christof (2008): Therapiebegrenzung bei Patienten mit infauster Prognose. Gedanken aus palliativmedizinischer Sicht. In: DUTTGE, Gunnar (Hrsg.): Ärztliche Behandlung am Lebensende. Göttinger Schriften zum Medizinrecht, Band 2, Göttingen: Universitätsverlag, 47-60.

NAGELE, Susanne und FEICHTNER, Angelika (2005): Lehrbuch der Palliativpflege. Wien: Facultas, 11-35.

NAUCK, Friedemann (2001): Schmerztherapie in der Finalphase. In: HANKEMEIER, Ulrich; SCHÜLE-HEIN, Karin und KRIZANITS, Franz (Hrsg.): Tumorschmerztherapie. 2.Aufl., Berlin/Heidelberg/New York: Springer, 372-380.

NAUCK, Friedemann (2005): Symptomkontrolle, Finalphase. Vortrag im Rahmen des Ärztelehrganges „Palliativmedizin in der Praxis" der Salzburger Akademie für Palliative Care, Salzburg, 10.6.2005.

NAUCK, Friedemann; JASPERS, Birgit und ZERNIKOV, Boris (2007): Therapie chronischer Schmerzen bei Erwachsenen und Kindern. In: KNIPPING, Cornelia (Hrsg.): Lehrbuch Palliative Care, 2. Aufl., Bern: Hans Huber, 155-237.

NECEK, Stanislav (1989): Intensivmedizin, Sterben, Tod. In: ZIEGLER, Meinrad; MÖRTH, Ingo und HUMMER, Hubert (Hrsg.): Sterben, Tod, Trauer. Linz: Universitätsverlag Rudolf Trauner, 96.

NIEDERMANN WENGER, Susanne (2010): Palliative Care in der Geriatrie. Palliative- ch 2, 17-20.

OEHMICHEN, Frank (2008): Wann beginnt das Sterben? In: LIEDKE, Ulf und OEHMICHEN, Frank (Hrsg.): Sterben. Natürlicher Prozeß und professionelle Herausforderung. Akzente der Entwicklung sozialer Arbeit in Gesellschaft und Kirche, Band 12, Leipzig: Evangelische Verlagsanstalt, 21-22.

PESTINGER, Martina et al. (2004): Antibiotika in der Palliativmedizin: Ergebnisse einer Fokusgruppe. Zeitschrift für Palliativmedizin 3 (5), 68-74.

POOLE, Susan and DOOLEY, Michael (2009): Prescribing. In: WALSH, Declan (Ed.): Palliative Medicine, Premium Edition. Philadelphia: Saunders Elsevier, 687-691.

POTT, Gerhard (2007): Ethik am Lebensende. Intuitive Ethik, Sorge um einen guten Tod, Patientenautonomie, Sterbehilfen. Stuttgart: Schattauer, 53-57.

PSCHYREMBEL Klinisches Wörterbuch (2002), 259. Aufl., Berlin: Walter de Gruyter, 1241.

RADBRUCH, Lukas; NAUCK, Friedemann und AULBERT, Eberhard (2007): Grundlagen der Palliativmedizin. Definition, Entwicklung und Ziele. In: AULBERT, Eberhard; NAUCK, Friedemann und RADBRUCH, Lukas: Lehrbuch der Palliativmedizin. Stuttgart: Schattauer, 1-4.

RĒMI, Constanze (2011): Die Kunst des Weglassens. Pharmazeutische Zeitung online: Palliativ umsorgt bis in den Tod. Verfügbar auf: http://www.pharmazeutische-zeitung.de/index.php?id=33917 . Website besucht am 14.2.2011, 15.50 Uhr.

RĒMI, Constanze und BAUSEWEIN, Claudia (2011): Arzneimittelinteraktionen. Zeitschrift für Palliativmedizin 12 (4), 149-163.

REUTER, Peter (2004): Springer Lexikon Medizin, Berlin/Heidelberg/New York

RIECHELMANN, Rachel; KRZYZANOWSKA, Monika und ZIMMERMANN, Camilla (2009): Futile medication use in terminally ill cancer patients. Supportive Care in Cancer 17 (6), 745-748.

RIHA, Ortrun (2008): Patientenverfügungen aus medizinethischer Perspektive. In: DUTTGE, Gunnar (Hrsg.): Ärztliche Behandlung am Lebensende. Göttinger Schriften zum Medizinrecht, Band 2, Göttingen: Universitätsverlag, 23-40.

ROTE LISTE 2010: Arzneimittelverzeichnis für Deutschland (einschließlich EU-Zulassungen und bestimmter Medizinprodukte). Frankfurt/Main: Rote Liste Service GmbH; 746-755, 1226-1248, 1260-1320.

RUPPE, Georg und HELLER, Andreas (2007): Ärztliche Versorgung am Lebensende im Pflegeheim. In: HELLER, Andreas; HEIMERL, Katharina und HUSEBØ, Stein (Hrsg.): Wenn nichts mehr zu machen ist, ist noch viel zu tun. Freiburg im Breisgau: Lambertus, 3. Aufl., 259-271.

SANDGATHE-HUSEBØ, Bettina (2003): Palliativmedizin in der Geriatrie. Wie alte, schwer kranke Menschen leben und sterben. In: HUSEBØ, Stein und KLASCHIK, Eberhard (Hrsg.): Palliativmedizin. Berlin/Heidelberg/New York: Springer, 368-375.

SENN, H.-J. (1985): Indikationen, Erfolgsaussichten und praktische Durchführung der internistischen Krebstherapie. In: BRUNNER, Kurt und NAGEL, Gerd (Hrsg.): Internistische Krebstherapie. 3. Aufl., Berlin/Heidelberg/New York: Springer, 92-117.

SCHULER, Jochen (2009): Polypharmazie – ein Dilemma der modernen Medizin? Kärntner Ärztezeitung 10, 8-9.

STEFFEN-BÜRGI, Barbara (2007): Reflexionen zu ausgewählten Definitionen der Palliative Care. In: KNIPPING, Cornelia (Hrsg.): Lehrbuch Palliative Care. Bern: Hans Huber Hofgrefe AG, 30-47.

VOLLRATH, Annette; SINCLAIR, Christian and HALLENBECK, James (2005): Discontinuing Cardiovascular Medications at the End of Life: Lipid-Lowering Agents. Journal of Palliative Medicine 8 (4), 876-881.

WALLER, Alexander and CAROLINE, Nancy (2000): Handbook of Palliative Care in Cancer. Second Edition, Boston/Oxford/Auckland: Butterworth-Heinemann, XIX, 445-526.

WATZKE, Herbert (2007): Der onkologische Palliativpatient – Thromboseprophylaxe. Universum Innere Medizin, Sonderbeilage Palliativmedizin (2), 17-18.

WATZKE, Herbert (2009): Palliativmedizin aus Sicht der Inneren Medizin. In: MAIER, Manfred und HÖRHAN, Jürgen (Hrsg.): Arzt und Ethik. Wien: Facultas, 113-115.

WESTFELD, Martina und JAEHDE, Ulrich (2005): Polymedikation: Ursachen, Konsequenzen, Lösungsansätze. In: RAEM, Arnold et al.: Handbuch Geriatrie. Lehrbuch für Praxis und Klinik. Düsseldorf: Deutsche Krankenhaus Verlagsgesellschaft, 1353-1358.

WILLIS, Derek (2006): Ethics and dying. In: CHARLTON, Rodger: Primary Palliative Care. Dying, death and bereavement in the community. Abingdon, Oxon: Radcliffe Medical Press, 165-175.

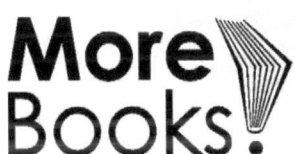
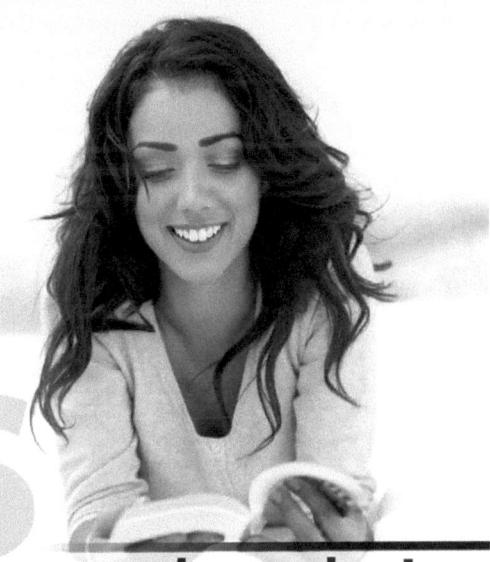
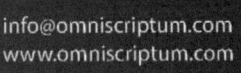
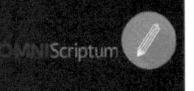

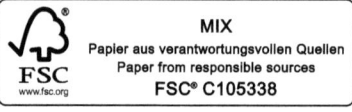
Printed by Books on Demand GmbH, Norderstedt / Germany